Date: 03/15/21

SP 613.26 STE
Stepaniak, Joanne,
La dieta ácido-alcalina : cóm
o equilibrar tu cuerpo de

PALM BEACH COUNTY
LIBRARY SYSTEM
3650 SUMMIT BLVD.
WEST PALM BEACH, FL 33406

La dieta ácido-alcalina

Cómo equilibrar tu cuerpo de forma natural

Jo Stepaniak

La dieta ácido-alcalina

Cómo equilibrar tu cuerpo de forma natural

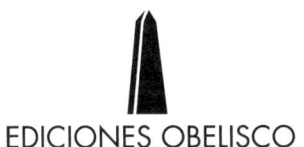

EDICIONES OBELISCO

Si este libro le ha interesado y desea que le mantengamos informado de nuestras publicaciones, escríbanos indicándonos qué temas son de su interés (Astrología, Autoayuda, Ciencias Ocultas, Artes Marciales, Naturismo, Espiritualidad, Tradición…) y gustosamente le complaceremos.

Puede consultar nuestro catálogo en www.edicionesobelisco.com

Los editores no han comprobado la eficacia ni el resultado de las recetas, productos, fórmulas técnicas, ejercicios o similares contenidos en este libro. Instan a los lectores a consultar al médico o especialista de la salud ante cualquier duda que surja. No asumen, por lo tanto, responsabilidad alguna en cuanto a su utilización ni realizan asesoramiento al respecto.

Colección Salud y Vida natural
La dieta ácido-alcalina
Jo Stepaniak

1.ª edición: noviembre 2018

Título original: *The Acid-alkaline Diet*

Traducción: *Daniel Aldea*
Corrección: *Sara Moreno*
Diseño de cubierta: *TsEdi, Teleservicios Editoriales, S. L.*

© Jo Stepaniak
Original inglés publicado por Healthy Living Publications,
una division de Book Publishing Company.
Edición en español publicada por acuerdo con Bookbank Lit. Ag., España.

© 2018, Ediciones Obelisco, S. L.
(Reservados todos los derechos para la presente edición)

Edita: Ediciones Obelisco, S. L.
Collita, 23-25. Pol. Ind. Molí de la Bastida
08191 Rubí - Barcelona - España
Tel. 93 309 85 25 - Fax 93 309 85 23
E-mail: info@edicionesobelisco.com

ISBN: 978-84-9111-398-0
Depósito legal: B-20.838-2018

Printed in Spain

Impreso en los talleres gráficos de Romanyà/Valls S. A.
Verdaguer, 1 - 08786 Capellades - Barcelona

Reservados todos los derechos. Ninguna parte de esta publicación, incluido el diseño de la cubierta, puede ser reproducida, almacenada, trasmitida o utilizada en manera alguna por ningún medio, ya sea electrónico, químico, mecánico, óptico, de grabación o electrográfico, sin el previo consentimiento por escrito del editor. Diríjase a CEDRO (Centro Español de Derechos Reprográficos, www.cedro.org) si necesita fotocopiar o escanear algún fragmento de esta obra.

Introducción

El uso de los alimentos para la mejora de la salud no es un concepto novedoso. De hecho, a Hipócrates, que nació alrededor del año 460 a. C. y a quien se le considera el padre de la medicina moderna, se le atribuye el siguiente aforismo: «Deja que la comida sea tu medicina y que la medicina sea tu alimento». Este conocido lema ha inspirado la aparición de algunos enfoques dietéticos muy positivos para la salud, pero también otros basados en teorías y conceptos no demostrados que están peligrosamente desfasados tanto por lo que se refiere a la comprensión científica actual como a los estudios nutricionales contemporáneos. La nutrición es un campo complejo que no deja de evolucionar. Las recomendaciones dietéticas también están evolucionando continuamente, así como el corpus del conocimiento nutricional surgido de la investigación científica. Sin embargo, nuestro deseo interminable de aumentar la longevidad, erradicar enfermedades, perder peso y mejorar el bienestar general ha dado lugar a una gran cantidad de tendencias alimentarias y dietas de moda que no hunden necesariamente sus raíces en la ciencia ni se derivan de la investigación. Aunque algunas de ellas son muy prometedoras para la mejora de la salud, muchas otras se basan en meras suposiciones. ¿En qué categoría debemos situar la dieta ácido-alcalina?

¿Qué es el pH?

La dieta ácido-alcalina, antes conocida como dieta de cenizas alcalinas y actualmente también como dieta alcalina o alcalino-ácida, es un conjunto de enfoques dietéticos basados en la idea de que el cuerpo humano está diseñado para funcionar de forma óptima cuando los fluidos corporales (la sangre y la orina) tienen un nivel determinado de pH. Ácido y alcalino (este último también denominado pH básico o base) son dos extremos que se usan para describir las sustancias químicas del mismo modo en que el calor y el frío son dos extremos que sirven para describir la temperatura. Mezclar ácidos y alcalinos puede anular los efectos extremos, algo comparable a lo que ocurre cuando mezclamos agua fría y caliente para regular e igualar la temperatura del agua.

La escala del pH determina el nivel de acidez o alcalinidad de una sustancia de 0 a 14. Una sustancia que no es ni ácida ni base es considerada neutral. Las sustancias con un pH inferior a 7 son ácidas y aquéllas con un pH superior a 7 se las considera básicas o alcalinas. El agua pura tiene un pH de 7 y, por lo tanto, es neutral. Cuando los productos químicos se mezclan con agua, la solución resultante puede volverse ácida o alcalina. El vinagre y el zumo de limón son sustancias ácidas, y cuando se mezclan con agua, ésta se torna ácida. Del mismo modo, cuando los detergentes para la ropa y el amoníaco, que son básicos, se mezclan con agua, ésta se torna alcalina.

Las sustancias químicas muy alcalinas o muy ácidas se denominan «reactivos» y pueden provocar quemaduras graves. Por ejemplo, el ácido de la batería de coche es una sustancia ácida altamente reactiva. La lejía, presente en la mayoría de los productos de limpieza domésticos, es una sustancia química muy alcalina que es reactiva.

El nivel de pH de las sustancias puede medirse utilizando ciertos indicadores que cambian de color dependiendo de la acidez o alcalinidad de los elementos analizados. El color resultante se compara con una tabla de colores estandarizada asociada a un número que determina el nivel de pH. Se pueden realizar mediciones más precisas y detalladas si el color se mide con un espectrofotómetro o un colorímetro, instrumentos utilizados para determinar los colores en relación a otros y medir sus intensidades relativas.

Un «indicador universal» es una combinación de indicadores que produce un cambio de color continuo en un rango aproximado que va de un pH de 2 a uno de 10. El papel utilizado para determinar dicho indicador universal está compuesto por una sustancia absorbente y no ácida impregnada con un indicador universal. El tornasol, una sustancia utilizada por los alquimistas en la Edad Media y que aún está disponible, es un indicador de pH producido de forma natural a partir de una mezcla de líquenes, especialmente de la *Roccella tinctoria*. El color cambia a rojo en soluciones ácidas y a azul en soluciones alcalinas. El término popular «prueba de tornasol» es una metáfora ampliamente utilizada para cualquier prueba que pretenda diferenciar con seguridad entre diferentes alternativas.

Acidosis y alcalosis

En el núcleo de la dieta ácido-alcalina encontramos la creencia según la cual la mayoría de los cuerpos tienen un exceso de ácido, creando un medio hostil para la salud y propicio para el desarrollo de enfermedades. Los defensores de la dieta sostienen que el nivel de pH ideal del cuerpo humano es ligeramente alcalino (entre un 7,30 y un 7,45); no obstante, el promedio de pH entre la población general es demasiado ácido, entre el 5,5 y el 6,5. Los defensores de la dieta afirman que este rango tiene efectos catastróficos en todos los sistemas del cuerpo humano y, de no ser tratada, puede llegar a afectar todas las actividades y funciones celulares. Pero ¿son estas cifras realistas? ¿Existe realmente un único número que refleje el pH general de nuestro cuerpo? ¿El pH de los diversos fluidos corporales proporciona información significativa sobre nuestra salud? ¿Los cambios y suplementos dietéticos afectan de forma eficaz el pH de nuestro cuerpo y pueden prevenir o revertir las enfermedades? A continuación abordaremos estas cuestiones e intentaremos responder a estas preguntas.

Acidosis

Cuando los fluidos corporales contienen demasiado ácido, se crea un trastorno conocido como acidosis. La acidosis se produce cuando los riñones y los pulmones no pueden regular el pH del cuerpo y mantenerlo compensado. Existen dos tipos básicos de acidosis: la metabólica y la respiratoria. La acidosis metabólica se produce cuando los riñones no pueden eliminar la acumulación de ácido o cuando el cuerpo elimina demasiado ácido-base. La acidosis respiratoria tiene lugar cuando los pulmones no eliminan adecuadamente el dióxido de carbono (un ácido). Cuando el dióxido de carbono se acumula en la sangre, ésta se vuelve más ácida. Este tipo de acidosis se produce generalmente cuando el cuerpo es incapaz de eliminar suficiente dióxido de carbono por vía respiratoria. La acidosis respiratoria también se conoce por el nombre de acidosis hipercápnica y acidosis de dióxido de carbono.

La acidosis es un trastorno clínico grave caracterizado por el aumento de la acidez sanguínea. En otras palabras, el equilibrio químico de los ácidos y los alcalinos en la sangre disminuye. Según el *Manual MSD*, la etiología de la acidosis metabólica es la acumulación de ácido como consecuencia del aumento de la producción o ingestión de ácido, la disminución de la eliminación de ácido o pérdidas gastrointestinales o renales específicas. Dicho de otro modo, este trastorno se produce porque el cuerpo genera demasiado ácido, no lo elimina adecuadamente o no dispone de los alcalinos suficientes que compensen la cantidad normal de ácido. Cuando se produce esta descompensación, las reacciones químicas y los procesos corporales dejan de actuar correctamente. Aunque los casos graves de acidosis pueden poner en peligro la vida, otros son leves. El modo de tratar la afección depende de la causa que la provoca.

Causas de la acidosis
Son diversos los factores que pueden crear un desequilibrio del ácido-base en la sangre:

Acidosis hiperclorémica. La diarrea intensa, los problemas renales y el uso excesivo de laxantes pueden causar niveles bajos de bicarbonato, el alcalino que ayuda a neutralizar los ácidos en la sangre, lo que puede provocar acidosis hiperclorémica.

Cetoacidosis. Cuando las personas con diabetes no reciben suficiente insulina y se deshidratan, el cuerpo consume grasa como combustible en lugar de carbohidratos, y esto da lugar a la producción de sustancias conocidas como cetonas. Una sobreabundancia de cetonas hace que la sangre se vuelva ácida, una afección denominada cetoacidosis. La desnutrición (ingesta insuficiente de alimentos durante un largo período de tiempo) también puede provocar la acumulación de cetonas.

Acidosis láctica. El ácido láctico puede acumularse en el cuerpo cuando las células no tienen suficiente oxígeno, lo que puede provocar acidosis láctica. Esta afección puede darse simultáneamente con el cáncer, paro cardiorrespiratorio, infección generalizada o grave, ejercicio físico intenso o descensos severos de la presión sanguínea. También puede ser causada por ciertos fármacos (como los salicilatos), el síndrome MELAS (trastorno mitocondrial genético muy raro que afecta la producción de energía), convulsiones o por la falta prolongada de oxígeno provocada por una conmoción, insuficiencia cardíaca o anemia grave.

Acidosis tubular renal. Cuando los riñones están sanos, eliminan el ácido de la sangre y éste es eliminado posteriormente a través de la orina. Las enfermedades renales, un sistema inmunitario debilitado y ciertos trastornos genéticos pueden dañar los riñones y perjudicar este proceso normal, lo que ocasiona en la retención de demasiado ácido en la sangre y la aparición de una afección conocida como acidosis tubular renal.

Acidosis respiratoria. Las enfermedades pulmonares y otras dolencias respiratorias pueden provocar una acumulación de dióxido de carbono en el cuerpo que se traduzca en una sangre demasiado ácida. Esta afección se denomina acidosis respiratoria.

Síntomas de la acidosis metabólica
Cuando el cuerpo se encuentra en un estado de acidosis metabólica, los sistemas de enzimas deben trabajar a su máximo rendimiento, lo que obliga al sistema nervioso simpático a superar sus límites normales y produce una sobrecarga en las glándulas suprarrenales. La acidosis metabólica debería considerarse un síntoma de algún tipo de enfermedad subyacente. La identificación de dicha afección subyacente es esencial para iniciar un tratamiento rápido y apropiado. Aunque los síntomas pueden variar de una persona a otra, la acidosis metabólica suele provocar:

- Inquietud
- Ansiedad
- Confusión
- Fatiga
- Aliento con olor a fruta (un síntoma clásico de la cetoacidosis diabética)

- Dolor de cabeza
- Apatía
- Pérdida del apetito
- Náuseas
- Nerviosismo
- Taquicardia
- Disnea
- Vómitos
- Debilidad

Si experimentas estos síntomas, acude a tu médico. La acidosis metabólica severa puede requerir hospitalización.

Técnicas para la medición de la acidosis metabólica

Las siguientes técnicas se utilizan para determinar niveles altos de ácido en la sangre:

Brecha aniónica. Esta técnica mide el equilibrio químico en la sangre al comparar el número de partículas con carga positiva y negativa, incluyendo el sodio, el cloruro y el bicarbonato.

Gasometría arterial. Mediante la gasometría arterial se mide el pH de la sangre así como los niveles de oxígeno y dióxido de carbono.

Análisis de orina. Esta prueba puede detectar cetoacidosis, problemas renales, intoxicación alcohólica o por aspirina, etilenglicol (presente en el anticongelante) o metanol. Las personas diabéticas pueden realizar el análisis de orina en su casa con un detector de cetonas de venta en farmacias. Algunos medidores de azúcar en la sangre también sirven para medir las cetonas en la sangre.

Tratamiento estándar de la acidosis metabólica

El tratamiento para la acidosis metabólica varía según sea la causa de la enfermedad. Si no se restablece el equilibrio ácido-alcalino, los huesos, músculos y riñones pueden verse afectados y, en casos graves, la afección puede provocar un *shock* o la muerte. La cetoacidosis diabética puede provocar el coma. Se recomienda encarecidamente que la persona reciba atención médica inmediata. Los tratamientos comunes incluyen los siguientes:

- Desintoxicación de alcohol, drogas o sustancias químicas
- Insulina para la cetoacidosis diabética
- Fluidos intravenosos
- Bicarbonato sódico intravenoso
- Hospitalización

Prevención de la acidosis metabólica

Aunque no siempre es posible prevenir el desarrollo de la acidosis metabólica, a continuación ofrecemos algunos consejos que pueden ayudar a disminuir la posibilidad de su aparición:

- Beber abundante agua y líquidos no alcohólicos. La orina debe ser clara o de color amarillo pálido.
- Limitar el consumo de alcohol. El alcohol aumenta la acumulación de ácido y provoca deshidratación.
- Controlar la diabetes (si se tiene).
- Tomar los medicamentos siguiendo las indicaciones.

Alcalosis

La premisa fundamental de la dieta ácido-alcalina es que podremos combatir mejor las enfermedades con mayores niveles alcalinos en nuestro organismo. La creencia fundamental de dicha premisa es que, aunque el cuerpo puede ser demasiado ácido, no puede ser demasiado alcalino. Aunque puede que no sea tan común como la acidosis, ni que goce del interés que despierta ésta entre la comunidad científica, la alcalosis es una importante afección clínica. La disminución de los niveles de dióxido de carbono (un ácido) o el aumento de los niveles de bicarbonato (un alcalino) pueden provocar que el cuerpo se vuelva demasiado alcalino, lo que derive en alcalosis, un trastorno opuesto a la acidosis. A continuación presentamos los distintos tipos de alcalosis existentes:

Alcalosis compensada. Cuando el equilibrio ácido-base del cuerpo vuelve a la normalidad después de un caso de alcalosis, pero los niveles de bicarbonato y dióxido de carbono continúan siendo anormales.

Alcalosis hipoclorémica. La alcalosis hipoclorémica es causada por una deficiencia o pérdida extrema de cloruro. Aunque se trata de una afección poco común, puede estar provocada por vómitos persistentes, una terapia diurética o aspiraciones con sonda nasogástrica.

Alcalosis hipopotasémica. Se produce cuando los riñones responden a una deficiencia o pérdida extrema de potasio. También puede ocurrir debido a la ingesta de ciertos tipos de diuréticos.

Alcalosis metabólica. La alcalosis metabólica es producida por el exceso de bicarbonato en la sangre. También puede ser causada por determinadas enfermedades renales.

Alcalosis respiratoria. Un nivel bajo de dióxido de carbono en la sangre puede derivar en alcalosis respiratoria. Las causas que pueden provocarla son:

- Estar a gran altura
- Fiebre
- Falta de oxígeno
- Enfermedades hepáticas
- Enfermedades pulmonares que causan respiración acelerada (hiperventilación)
- Intoxicación por salicilato

Síntomas de la alcalosis
Aunque los síntomas pueden variar, las personas afectadas por alcalosis pueden experimentar alguno de los siguientes síntomas:

- Coma
- Confusión
- Temblor de manos
- Mareos
- Tirones musculares
- Náuseas
- Adormecimiento u hormigueo en la cara, manos o pies
- Espasmos musculares persistentes (tetania)
- Estado de *shock*
- Vómitos

Medición de la alcalosis
Si existe la sospecha de alcalosis, el personal de atención de la salud debe llevar a cabo un examen físico y preguntar al paciente sobre los síntomas. Pueden prescribirse diversas pruebas de laboratorio, entre ellas, un análisis de gases arteriales y un examen de electrólitos, por ejemplo, un panel metabólico básico para confirmar la alcalosis y determinar si se trata de alcalosis respiratoria o metabólica. Es posible que sean necesarios análisis adicionales para determinar la causa de la alcalosis, incluido un análisis de orina y una prueba de pH de la orina.

Tratamiento estándar para la alcalosis
El tratamiento para la alcalosis varía según sea la causa que la produce. Para la alcalosis causada por hiperventilación, respirar en una bolsa de papel ayuda al cuerpo a retener más dióxido de carbono, lo que mejora la alcalosis. Si el nivel de oxígeno es bajo, es posible que la persona necesite que le suministren oxígeno. En algunos casos, para compensar la pér-

dida de sustancias químicas (como el cloruro y el potasio) puede ser necesaria la prescripción de fármacos. Los profesionales de la salud también deben realizar un seguimiento de los signos vitales, incluida la temperatura, el pulso, la frecuencia respiratoria y la presión arterial.

La mayoría de los casos de alcalosis responden bien al tratamiento. De no tratarse, o de no hacerse adecuadamente, la alcalosis puede provocar arritmia, coma o desequilibrio electrolítico (como hipocalemia). Acude a tu médico si te sientes confundido, no puedes concentrarte o tienes dificultades respiratorias. Diríjete a urgencias o llama al número de emergencias local (como el 911) si experimentas alguno de los siguientes síntomas:

- Pérdida de la consciencia
- Rápido empeoramiento de los síntomas de la alcalosis
- Convulsiones
- Dificultad respiratoria grave

Prevención de la alcalosis
Aunque la prevención depende de la causa que la produce, la mayoría de las personas con los riñones y los pulmones sanos no padecen de alcalosis severa.

Los efectos del pH en el medio ambiente y la comida

Toda la vida depende de unos niveles de pH apropiados tanto dentro de los organismos vivos como en el interior de las células que componen dichos organismos. La vida en la tierra también depende de un nivel de pH del suelo y del agua estrictamente controlado. Con el desatollo de la industrialización y el aumento en la acumulación de dióxido de carbono durante el siglo pasado, el pH de los océanos descendió de un 8,2 a un 8,1, lo que ha tenido un impacto negativo en la vida marina y amenaza con el colapso de los arrecifes de coral. El pH del suelo también se ha visto afectado negativamente. El pH del suelo influye en el contenido mineral de los alimentos cultivados porque los minerales actúan como amortiguadores para el equilibrio del pH. Para obtener la mayor densidad y concentración de nutrientes, el nivel de pH del suelo debe situarse entre un 6 y un 7. El suelo con un pH inferior a 6 es ácido y puede provocar la disminución en las cantidades de calcio y magnesio. El suelo con un pH superior a 7 es alcalino y puede provocar la falta de disponibilidad química o la disminución de las cantidades de cobre, hierro, manganeso y zinc. Las dos soluciones más comunes para la mejora del pH de los suelos ácidos son la dolomita y el estiércol animal.

En los últimos doscientos años, nuestra dieta ha experimentado una drástica disminución en potasio en comparación con el sodio y un aumento en cloro en comparación con el bicarbonato. Existe un consenso generalizado de que la dieta de los humanos modernos es pobre en magnesio y potasio, baja en fibra y alta en grasas saturadas, azúcar, sodio y cloruro, especialmente cuando la comparamos con la dieta de los humanos anterior a la revolución agrícola. Como consecuencia de ello, nuestras costumbres alimentarias modernas pueden inducir a la acidosis metabólica, algo especialmente evidente entre el segmento de mayor edad de nuestra población. Por ejemplo, una dieta rica en carbohidratos refinados y proteína animal crea una mayor carga de ácido en el cuerpo. Aunque esto produce muy pocos cambios en el pH de la sangre, conduce a muchos cambios en la química urinaria, entre éstos, la disminución de los niveles de magnesio y de pH, así como el aumento del calcio en la orina, el ácido úrico no disociado y el fosfato. Estos factores producen un mayor riesgo de cálculos renales.

Los efectos del pH en nuestra salud

El pH de nuestros fluidos corporales puede verse alterado por dos influencias principales: la acidez o alcalinidad innata de los alimentos que ingerimos y los ácidos que generamos a través de las actividades metabólicas normales de nuestro organismo. Afortunadamente, el cuerpo dispone de tres mecanismos principales para ayudar a mantener compensado el pH sanguíneo y evitar que la dieta, el metabolismo y otros factores lo desplacen fuera de su rango normal de 7,35 a 7,45. Dichos mecanismos son los siguientes:

1. Sistemas de amortiguación
2. Exhalación de dióxido de carbono
3. Eliminación de iones de hidrógeno a través de los riñones

La dieta moderna estándar, rica en proteínas animales y alimentos altamente procesados, tales como productos con un alto contenido en harina refinada y azúcar blanco, aumenta el nivel de ácido en el organismo. Si nos pasamos años comiendo una dieta pobre y productora de ácido, nuestros sistemas naturales de amortiguación acabarán sobrecargados, lo que puede producir cambios indeseables en la salud.

A continuación presentamos un ejemplo de cómo nuestros sistemas de amortiguación pueden sobrecargarse y afectar negativamente a nuestra salud: para lograr la homeostasis del pH, las sales de fosfato de calcio, que son componentes estructurales de los huesos y los dientes, circulan por el cuerpo y luego se expulsan a través de la orina. Si los fluidos corporales están expuestos con regularidad a grandes cantidades de alimentos y líquidos productores de ácido, el organismo recurrirá a sus reservas de fosfato de calcio para que el sistema de amortiguación de fosfato pueda neutralizar los efectos de una dieta rica en ácido. Con el tiempo, esto podría derivar en una debilidad estructural de los huesos y dientes. El uso de las reservas de fosfato de calcio a un ritmo elevado puede exacerbar la cantidad de calcio eliminado a través de la orina. Ésta es la razón por la que una dieta predominantemente ácida puede aumentar el riesgo de desarrollar cálculos renales de calcio. Debido a que nuestros sistemas de amortiguación trabajan día y noche para neutralizar los ácidos formados a partir de las actividades metabólicas diarias, parece razonable seguir una dieta que no genere una carga adicional en dichos sistemas.

La proteína animal, especialmente la carne roja, requiere de grandes cantidades de minerales alcalinos para su procesamiento digestivo completo. Cuando el sistema de amortiguación recurre a la alcalinidad necesaria para compensar la carga de ácido de la carne, en primer lugar dirige su atención a los minerales presentes en el tracto digestivo. Si allí no encuentra suficiente nutriente alcalino, echa mano del calcio, magnesio, fósforo y potasio almacenados en nuestros huesos. Aquí es donde entran en juego las verduras y otros alimentos alcalinos que contienen grandes cantidades de vitaminas y minerales esenciales. Cuando comemos una dieta rica en nutrientes vegetales, el cuerpo no necesita recurrir a los minerales almacenados en los huesos. Sin embargo, cuando no consumimos una dieta rica en nutrientes, o cuando consumimos demasiados alimentos que aumentan la acidez en nuestro organismo, el cuerpo empieza a utilizar la despensa de nuestros recursos óseos. A corto plazo, esto no es un problema, pero a la larga puede tener graves consecuencias no sólo para nuestra salud ósea, sino también para nuestra salud general.

Es importante tener en cuenta que parte de la pérdida de calcio a través de la orina puede deberse a una absorción intestinal inadecuada. Cabe recordar que gran parte de la población en los países del norte experimenta un déficit de vitamina D y que los adecuados complementos de dicha vitamina mejoran la absorción intestinal de calcio, magnesio y fosfato. También vale la pena mencionar que la carga renal alta en ácido causada por el exceso de proteína animal podría compensarse con la ingestión de suplementos alcalinos o alimentos altamente alcalinos, como las verduras y las frutas.

Además de los alimentos ricos en ácido, la dieta moderna contiene cantidades excesivas de sodio, cuyo nivel puede ser un indicador de la acidosis metabólica hiperclorémica. Algunos estudios también demuestran que una dieta alta en sodio exacerba la pérdida ósea y muscular entre la población de edad avanzada. Además, ha quedado demostrado que el sodio también provoca hipertensión y osteoporosis en las mujeres, mientras que el potasio, prácticamente inexistente en la dieta moderna, podría ayudar a moderar dichos efectos negativos.

El proceso de envejecimiento disminuye la masa muscular tanto en hombres como en mujeres, haciendo que los ancianos sean más susceptibles a las caídas y fracturas. La investigación actual ha demostrado que una dieta que incluya alimentos ricos en potasio, como las verduras y las frutas, y baja en alimentos ricos en ácido, como productos de origen animal y alimentos refinados, ayuda a mantener la masa muscular a medida que envejecemos. Las afecciones que producen acidosis metabólica crónica, como la insuficiencia renal crónica, aceleran la descomposición del sistema muscular. El reequilibrio de la acidosis (por ejemplo, mediante suplementos alcalinos o siguiendo una dieta alcalinizante) podría ayudar a compensar el desgaste muscular y retener la masa muscular en personas con un cuadro de cetosis diabética, enfermedad pulmonar obstructiva crónica o insuficiencia renal, todas las cuales favorecen dicha afección crónica.

Las dietas alcalinas dan como resultado un pH de la orina más alcalino y también pueden provocar una disminución del calcio en la orina; sin embargo, esto puede no ser necesariamente un indicador del equilibrio total de calcio en el organismo debido a otros amortiguadores, como el fosfato. Actualmente no hay ninguna evidencia de que una dieta alcalina evite la osteoporosis. Sin embargo, los estudios realizados hasta la fecha sugieren que las dietas alcalinas pueden dar lugar a otros beneficios importantes para la salud:

- El aumento del consumo de frutas y verduras, como en las dietas ricas en alcalinos, puede mejorar la proporción de potasio respecto al sodio y, por lo tanto, resultar beneficioso para nuestra salud ósea, disminuir el desgaste muscular y posiblemente mitigar otras enfermedades crónicas, como la hipertensión y el riesgo de derrame cerebral.
- El aumento de la hormona del crecimiento natural a partir de una dieta alta en alcalinos puede mejorar la evolución de numerosas enfermedades, desde los problemas cardiovasculares a la cognición o la memoria.
- Una dieta alcalina favorece el aumento del magnesio intracelular, un mineral necesario para el adecuado funcionamiento de múltiples sistemas enzimáticos y para la activación de la vitamina D.
- La alcalinidad proporcionada por una dieta rica en alcalinos puede resultar beneficiosa para algunos agentes quimioterapéuticos que requieren de un pH más alto. No obstante, debemos subrayar que hasta el momento no disponemos de ningún estudio que demuestre el beneficio de una dieta alcalina para la prevención del cáncer.

Aunque sólo sea por las razones mencionadas hasta ahora, sería prudente introducir una dieta mas alcalina en nuestro día a día para prevenir y reducir numerosas enfermedades crónicas que afectan a la mayor parte de la población mundial.

La teoría detrás de la dieta ácido-alcalina

La noción de que debemos consumir básicamente alimentos alcalinos fue propuesta por primera vez durante la década de 1930 por Weston Andrew Price, un dentista de Cleveland, Ohio, conocido principalmente por sus teorías sobre la relación entre nutrición, salud dental y salud física. Price viajó a regiones remotas del mundo y descubrió que los nativos de esas regiones, cuyas dietas se basaban en alimentos no procesados, tenían unos dientes más sanos que sus pacientes, los cuales consumían grandes cantidades de alimentos procesados. A partir de sus observaciones, Price concluyó que la mala salud dental era el resultado de deficiencias nutricionales.

A pesar de que Weston Price defendió una dieta vegetariana como la opción más saludable, los responsables actuales de la Weston Andrew Price Foundation, una organización sin fines de lucro relativamente pequeña y con un modesto presupuesto, han sido muy activos en la promoción de una dieta centrada en la carne y la leche. Por desgracia, los consejos dietéticos que dicha fundación se dedica a promover son tristemente inexactos y obsoletos, muy alejados tanto de la premisa original de Price como de la ciencia alimentaria moderna.

Actualmente, la dieta ácido-alcalina, la cual cuenta con el respaldo de la mayoría de los especialistas de la salud y practicantes de medicina alternativa, no es un enfoque dietético único, sino más bien un conjunto de dietas muy variadas. Dichas dietas se basan en la creencia de que ciertos alimentos pueden alterar el pH de los fluidos corporales, incluida la orina y la sangre y, por tanto, son capaces de fomentar la alcalinidad de nuestro organismo, lo que resulta beneficioso para tratar e incluso prevenir determinadas enfermedades. La teoría se basa en la idea de que alterar el delicado equilibrio ácido-alcalino del cuerpo resulta beneficioso para el desarrollo de enfermedades crónicas. Cabe señalar que la medicina moderna, en su mayoría, respalda esta teoría (como ha quedado demostrado anteriormente en este mismo libro). Además, los defensores de la dieta rica en alcalinos, así como los profesionales de la medicina convencional, coinciden en que los elementos determinantes que condicionan el nivel de alcalinidad o acidez del cuerpo son los factores ambientales y el estado de salud. No obstante, los partidarios de la dieta ácido-alcalina disienten de la visión de la medicina convencional al considerar que deberíamos recurrir a los alimentos, en lugar de los tratamientos médicos estándar y los fármacos, para regular el cuerpo cuando los niveles ácido-alcalinos se desequilibran. Si bien en teoría esto resulta razonable y atractivo, la pregunta que debemos plantearnos es si esto es posible, teniendo en cuenta nuestro conocimiento sobre la fisiología humana.

Cambiar el pH del cuerpo

La relación entre la dieta y la homeostasis ácido-base, o la regulación y estabilización del estado ácido-alcalino del cuerpo, se lleva estudiando desde hace décadas. Los profesionales de la salud alternativos que apoyan este enfoque dietético se han centrado principalmente en las consecuencias de nuestra dieta en la acidez de la orina, asumiendo que el pH de la orina representa con precisión el pH general de nuestro organismo. Sin embargo, los niveles de pH no son los mismos en todo el cuerpo. Mientras que la sangre es ligeramente alcalina, con un pH de entre 7,35 y 7,45, el estómago es muy ácido, con un pH del 3,5 o inferior, lo que le permite descomponer los alimentos. El pH de la orina fluctúa en función de nuestra alimentación; de este modo, el cuerpo es capaz de mantener constante el nivel de pH de la sangre.

Tradicionalmente, los partidarios de la dieta ácido-alcalina han abogado por evitar la carne, las aves de corral, el queso, el trigo y otros cereales, los alimentos procesados y el azúcar con el objetivo de alcalinizar (aumentar el pH) de la orina. De hecho, algunos estudios demuestran que una dieta baja en dichos alimentos productores de ácido y rica en vegetales y frutas, mucho más alcalinos, podría ayudar a prevenir los cálculos renales (nefrolitiasis) y las infecciones urinarias recurrentes (IUR), mantener los huesos y músculos fuertes, mejorar la salud del corazón y la función cerebral, disminuir el dolor de espalda y reducir el riesgo de cáncer de colon y diabetes tipo 2. De hecho, el desequilibrio ácido-alcalino ha sido mencionado en diversas publicaciones científicas como un factor de riesgo potencial para la osteoporosis, aunque las evidencias científicas actuales no respaldan aún esta hipótesis. Hasta la fecha, los resultados de este enfoque dietético sobre la prevención y tratamiento de la osteoporosis no son concluyentes, y la medición del pH de la orina no se ha demostrado eficaz para la prevención de fracturas óseas ni para la pérdida de densidad ósea. Esto ha llevado a los profesionales de la medicina convencional a recomendar tratamientos farmacológicos en lugar de cambios en la dieta como método predilecto para modificar el pH de la orina.

Tabla 1. El pH de determinados fluidos, órganos y membranas

Órgano, líquido o membrana	pH natural	Función del pH
Bilis	7,6 a 8,8	Neutraliza el ácido del estomago; favorece la digestión
Líquido cefalorraquídeo	7,3	Baña el exterior del cerebro
Gástrico	1,35 a 3,5	Degradación de proteínas
Líquido intracelular	6,0 a 7,2	Responsable de la producción de ácido en la célula
Jugo pancreático	8,8	Neutraliza el ácido del estómago; ayuda a la digestión
Suero arterial	7,4	Control estricto
Suero sanguíneo	7,35	Control estricto
Piel	4 a 6,5	Barrera de protección contra los microbios
Orina	4,6 a 8,0	Controla la proliferación de microbios
Fluido vaginal	<4,7	Controla la proliferación de microbios oportunistas

Fuente: *J Environ Public Health*. Publicado en formato digital, 12 de octubre de 2011. doi: 10.1155/2012/727630.

Los defensores de la dieta alcalina sostienen que ésta puede ayudar a mantener el nivel de pH sanguíneo. En realidad, nada de lo que comamos modificará sustancialmente el pH de los fluidos corporales. Como hemos señalado anteriormente, el cuerpo dispone de diversos sistemas que mantienen el nivel de pH de la sangre y la orina regulados y constantes. Sin embargo, los partidarios de la dieta alcalina aseguran que, aunque los alimentos productores de ácido cambien el equilibrio del pH de la sangre o la orina por poco tiempo, si seguimos modificando el pH una y otra vez haciéndolo más ácido, podríamos terminar por crear una acidosis permanente que sería la causa principal de la mayoría de las enfermedades que nos afectan actualmente. En consecuencia, si cambiamos continuamente los fluidos corporales favoreciendo un pH más alcalino, podríamos disfrutar de los beneficios para la salud de un sistema más alcalinizado.

Preguntas frecuentes sobre la dieta ácido-alcalina

¿Cuáles son los fundamentos de la dieta ácido-alcalina?

La dieta estándar estadounidense es altamente acidificante, lo que dificulta que los mecanismos naturales del cuerpo puedan eliminar el exceso de ácido. Los alimentos básicos de la dieta típica estadounidense, como la carne, los productos lácteos, el trigo, los alimentos procesados y el azúcar refinado, son acidificantes. Al mismo tiempo, la dieta se caracteriza por la carencia notable de frutas y verduras alcalinizantes. Comer una dieta rica en alcalinos puede ayudar a mitigar este exceso de ácido, disminuyendo la tensión en los sistemas de desintoxicación ácida del cuerpo, particularmente en los riñones.

La dieta ácido-alcalina enfatiza el consumo de alimentos alcalinos, como las frutas y verduras enteras y otros alimentos vegetales. Una dieta equilibrada ácido-alcalina incluye alimentos acidificantes y alcalinizantes; sin embargo, la balanza siempre se inclina decididamente hacia los alimentos alcalinizantes. Aunque el cuerpo cuenta con una serie de sistemas especializados en neutralizar y eliminar el exceso de ácido, hay un límite para la cantidad de ácidos que puede soportar un cuerpo sano. El cuerpo es capaz de mantener un equilibrio entre acidez y alcalinidad siempre y cuando los órganos estén sanos y funcionen correctamente y otros factores productores de ácido –como el consumo de tabaco y el alto consumo de alimentos acidificantes, como la carne, el azúcar, los carbohidratos refinados y otros alimentos procesados–, se minimicen o se eviten totalmente.

¿Qué significa «producción alcalina» cuando hablamos de comida?
Los alimentos de producción alcalina son aquellos que, aunque no sean necesariamente alcalinos cuando se analizan, pueden producir un efecto alcalino tras ser ingeridos. Por ejemplo, las frutas cítricas, como los limones y los pomelos, que contienen ácido cítrico y de gusto ácido, alcalinizan el cuerpo una vez consumidos.

¿Cuáles son los beneficios del consumo de alimentos alcalinos?

Una dieta rica en alcalinos puede ayudar a compensar y neutralizar cantidades excesivas de ácido que pueden conducir a inflamación y otras afecciones crónicas. Sin embargo, actualmente no hay estudios científicos que demuestren el efecto del consumo de determinados alimentos sobre el nivel de pH de la sangre y, por tanto, su influencia sobre la capacidad de nuestro organismo para combatir ciertas enfermedades y afecciones. Sin embargo, los alimentos alcalinos suelen coincidir con aquellos que generalmente se considera que favorecen la salud y el bienestar físico: las frutas, las verduras, las legumbres y el cereal integral. Por lo tanto, es posible que la dieta ácido-alcalina simplemente resulte beneficiosa para la salud porque incluye alimentos ricos en nutrientes, antioxidantes y fitoquímicos al tiempo que prescinde de alimentos no saludables.

¿Los alimentos alcalinos pueden reducir el reflujo ácido?

Los tipos de alimentos recomendados en una dieta alcalinizante, como verdura y fruta fresca, frutos secos, semillas bajas en grasa y legumbres tienden a ayudar a disminuir o prevenir los síntomas del reflujo ácido. Los alimentos que se evitan con una dieta alcalinizante son aquellos que generalmente agravan la afección, como aquéllos con un alto contenido en grasas, los fritos, los aceites, las carnes, el azúcar y los carbohidratos refinados. Aunque siempre es recomendable acudir al médico para que prescriba una dieta adecuada para reducir los síntomas del reflujo ácido, lo más probable es que se parezca mucho a una dieta ácido-alcalina.

¿Los alimentos alcalinos favorecen la pérdida de peso?
Aunque la dieta ácido-alcalina no es un régimen diseñado para la pérdida de peso, es probable que lo favorezca. Esto se debe a que los alimentos alcalinos son generalmente bajos en grasa y calorías, altos en proteínas y fibra y ricos en nutrientes, por lo que es posible consumir cantidades más grandes de alimentos al tiempo que se ingieren menos calorías, lo que te hará sentir más satisfecho después de comer y saciado durante más tiempo.

¿A qué saben los alimentos alcalinos?
La lista de alimentos alcalinos es extensa y variada, por lo que no existe un único sabor que los defina a todos. Muchos de estos alimentos son vegetales, algunos son frutas y otros frutos secos, legumbres o cereales.

Cabe señalar que los alimentos productores de ácido (como la carne y el azúcar) en realidad no tienen sabor ácido, pero sí tienen un efecto de formación de ácido una vez consumidos. El sabor de un alimento no proporciona una pista sobre su alcalinidad o acidez.

Si la cocinamos, ¿la comida se vuelve más ácida?
Cocinar no transforma necesariamente la acidez o alcalinidad de los alimentos, y tampoco es necesario comer sólo alimentos crudos para seguir una dieta rica en alcalinos.

¿La dieta alcalina puede prevenir o curar el cáncer?
Hasta la fecha no se ha realizado ningún estudio concluyente que demuestre que una dieta alcalina puede prevenir, tratar o revertir el cáncer. Aunque hay personas que afirman que comer alimentos productores de ácido puede provocar cáncer y permitir que éste se extienda por el cuerpo, tanto médicos como científicos sostienen que el nivel de pH de la sangre sigue siendo el mismo independientemente de lo que comamos. Si esto es así, la pregunta que debemos hacernos es por qué se recomienda a los pacientes con cáncer que sigan una dieta más alcalina. Lo cierto es que los alimentos recomendados por los seguidores de la dieta ácido-alcalina son precisamente los más saludables, mientras que los que aconsejan evitar son aquellos que se sabe que provocan diversas enfermedades crónicas y que suelen estar asociados con un mayor riesgo de cáncer

¿Los alimentos alcalinos pueden curar la gota?
La gota es causada por un exceso de ácido úrico. Una dieta alcalina puede ayudar a equilibrar y neutralizar los niveles de ácido y disminuir los ataques de gota. Las dietas especiales diseñadas para personas con gota son muy similares a las ácido-alcalinas, de modo que al optar por este estilo de dieta, las personas afectadas por esta dolencia evitarán muchos de los alimentos responsables de los ataques de gota.

¿Los alimentos con un alto contenido alcalino curan el acné?
No es extraño que los alimentos productores de ácido, como aquéllos con un alto contenido en azúcar y grasa, estén aso-

ciados con los brotes de acné. No obstante, es posible que la causa no sea necesariamente que dichos alimentos produzcan ácido. Cabe la posibilidad de que las dietas con un exceso de este tipo de alimentos tengan una carencia de los elementos recomendados en la dieta alcalina, como, por ejemplo, los alimentos ricos en vitaminas, minerales y antioxidantes que favorecen una piel saludable y libre de imperfecciones.

¿Es recomendable la dieta ácido-alcalina para personas diabéticas?
Dado que en la dieta ácido-alcalina no se recomienda el consumo de azúcar y alimentos procesados, puede ayudar a las personas con diabetes a mantener los niveles de glucosa en sangre bajo control y para que, de ese modo, dejen de sufrir los típicos altibajos que se producen al consumir alimentos con un alto contenido en azúcar. Para las personas que no tienen diabetes, las probabilidades de contraer diabetes tipo 2 probablemente se verán reducidas con una dieta alcalina. Y para aquellos que ya la tienen, la dieta alcalina puede resultar útil para moderar los síntomas. Si eres diabético, asegúrate de consultar a tu médico antes de empezar una dieta alcalina (o cualquier otra dieta).

¿Los alimentos alcalinos pueden curar otras enfermedades y dolencias?
Son muchas las personas que han asegurado que la dieta alcalina puede curarlo absolutamente todo y que si nuestro cuerpo es ácido somos susceptibles a determinadas enfermedades y dolencias. Sin embargo, ¿qué significa exactamente la afir-

mación de que el cuerpo es alcalino o ácido? Algunas partes de nuestro cuerpo necesitan ser ácidas para funcionar correctamente. Por ejemplo, si el estómago fuera alcalino, sería incapaz de descomponer los alimentos. A medida que los alimentos descienden de la boca al estómago, el tracto digestivo se vuelve más ácido. La pepsina, la enzima responsable de la degradación de las proteínas, requiere de un ambiente ácido y, por lo tanto, la pepsina se libera en el estómago, donde el pH es más bajo (entre un 1,5 y un 2,0). El intestino delgado es donde se absorbe la mayor parte de los nutrientes de los alimentos, y el pH aumenta de 2,0 a 6,5 a medida que los alimentos viajan desde el estómago al intestino delgado y al grueso. La acidez del estómago no sólo es vital para el procesamiento de los alimentos, sino que también ayuda a proteger el cuerpo de organismos patógenos y antígenos alimentarios perjudiciales. Además, el cuerpo es capaz de regular el nivel de pH de la sangre independientemente de lo que comamos, del mismo modo en que mantiene el corazón latiendo, los pulmones funcionando y la temperatura de determinados órganos y partes del cuerpo. Si tienes un problema de salud, consulta a tu médico antes de empezar cualquier tipo de dieta, incluida la dieta ácido-alcalina.

Determinar el efecto ácido y alcalino de los alimentos

Uno de los índices más fiables para calcular el efecto ácido-base de los alimentos sobre nuestro cuerpo es la carga ácida renal potencial[1] (PRAL). El PRAL es un método de cálculo que

---
1. El término en inglés es *Potential Renal Acid Load. (N. del T.)*

determina el potencial de un alimento para crear residuos ácidos o alcalinos tras la ingestión. Gracias a este sistema de medición, los investigadores pueden analizar un alimento y, en función de sus componentes, determinar cuál será la verdadera carga de ácido o base en el cuerpo. El PRAL es un enfoque científico basado en una fórmula simple creada por los investigadores Thomas Remer y Friedrich Manz. Su artículo sobre este tema, «Potential renal acid load of foods and its influence on urine pH», fue publicado en el *Journal of the American Dietetic Association* en julio de 1995 (95: 791-797). Los índices PRAL se desglosan de la siguiente manera:

- Los alimentos con un índice PRAL negativo tienen un efecto alcalino.
- Los alimentos con un índice PRAL positivo tienen un efecto ácido.
- Los alimentos con un índice PRAL cero tienen un efecto neutro.

De acuerdo con este modelo de cálculo, los valores negativos del PRAL (que indican un exceso del potencial de formación de alcalinos de los alimentos) se encontraron casi exclusivamente en los grupos de las verduras y las frutas. Por el contrario, los mayores niveles de ácido se detectaron en el queso, seguido de la carne, el pescado y los cereales. Remer y Manz analizaron más de cien alimentos y bebidas de consumo habitual.

La investigación llevada a cabo por Remer y Manz demostró que sólo deben determinarse cinco sustancias del alimento para obtener una estimación fiable del resultado tras su ingestión. Entre éstas, encontramos las sustancias responsables de la acidez y alcalinidad. Aunque es fundamental que nuestra dieta incluya ambos tipos de alimentos, el equilibrio general debe inclinarse hacia los alimentos alcalinizantes.

El Departamento de Agricultura de Estados Unidos (USDA) desarrolló la fórmula PRAL con constantes, las cuales están determinadas por la cantidad de minerales capaces de neutralizar el ácido presente en la orina. Esta fórmula puede usarse para determinar los efectos acidificantes aproximados de los alimentos que comemos en función de las cantidades de magnesio, fósforo, proteína, calcio y potasio que contienen. El concepto de cálculo PRAL se basa en la fisiología humana y tiene en cuenta las diferentes tasas de absorción intestinal de los minerales individuales y de las proteínas que contienen azufre, así como la cantidad de sulfato producido a partir de las proteínas metabolizadas. La fórmula básica es la siguiente: PRAL = 0,49 x (g) proteína + 0,037 x (mg) de fósforo - 0,021 x (mg) de potasio - 0,026 x (mg) de magnesio - 0,013 x (mg) de calcio.

Tabla 2. Índice PRAL

Índice PRAL =	Ácido	0,49 x (g) proteína + 0,037 x (mg) fósforo
	Menos alcalino	- 0,021 x (mg) potasio - 0,026 x (mg) magnesio - 0,013 x (mg) calcio

Puedes usar esta fórmula para determinar la PRAL de cualquier alimento (procesado o crudo) siempre que dispongas de los valores nutricionales requeridos para una muestra de 100 gramos. Se usa una muestra de 100 gramos como estándar para facilitar la comparación de varios productos. El USDA ha calculado los valores de miles de alimentos que consumimos diariamente. Para buscar rápidamente elementos en dicha base de datos, consulta http://health-diet.us/lowaciddiet.

Las siguientes tablas muestran los índices PRAL extraídos del estudio de Remer y Manz.

Tabla 3. PRAL de la carne y productos cárnicos por cada 100 gramos

Tipo de carne	Nivel PRAL
Carne en lata	10,2
Cerdo magro	7,9
Cuarto trasero, magro y graso	8,8
Filete de ternera lechal	9,0
Pavo, sólo la carne	9,9
Pollo, sólo carne	8,7
Salami	7,6
Salchicha de hígado	10,6
Salchichas	6,7
Ternera curada o en conserva	13,2
Ternera magra	7,8

Tabla 4. PRAL del pescado por cada 100 gramos

Pescado	Nivel PRAL
Abadejo	6,8
Arenque	7,0
Bacalao	7,1
Trucha	10,8

Tabla 5. PRAL de la leche, productos lácteos y huevos por cada 100 gramos

Leche, productos lácteos y huevos	Nivel PRAL
Cheddar bajo en grasa	26,4
Clara de huevo	1,1
Crema agria	1,2
Helado	0,6
Huevo entero	8,2
Leche entera	1,1
Leche entera pasteurizada	0,7
Queso curado	19,2
Queso gouda	18,6
Queso parmesano	34,2
Queso procesado	28,7
Requesón	8,7
Suero de leche	0,5
Yema de huevo	23,4
Yogur entero con fruta	1,2
Yogur entero normal	1,5

Tabla 6. PRAL del azúcar y dulces por cada 100 gramos

Azúcar y dulces	Nivel PRAL
Azucar blanco	–0,1
Chocolate con leche	2,4
Mermelada	–1,5
Miel	0,3
Pasteles	–3,7

Tabla 7. PRAL de las verduras por cada 100 gramos

Verduras	Nivel PRAL
Apio	–5,2
Berenjena	–3,4
Brócoli	–1,2
Calabacín	–2,6
Cebolla	–1,5
Coliflor	–4,0
Endivia	–2,0
Espárragos	–0,4
Espinaca	–14,0
Lechuga	–2,5
Patata	–3,1
Pepino	–0,8
Pimiento	–2,8
Puerro	–1,8
Rábano	–2,6
Setas	–1,4
Tomate	–3,1
Zanahoria	–4,9
Zumo de tomate	–2,8

Tabla 8. PRAL de frutas, frutos secos y zumos por cada 100 gramos

Frutas, frutos secos y zumos	Nivel PRAL
Albaricoque	−4,8
Avellana	−2,8
Cacahuetes	8,3
Cereza	−3,6
Fresa	−2,2
Grosella	−6,5
Kiwi	−4,1
Manzana	−2,2
Naranja	−2,7
Nuez	6,8
Pera	−2,9
Piña	−2,7
Plátano	−5,5
Sandía	−1,9
Uva pasa	−21,0
Zumo de limón	−2,5
Zumo de manzana	−2,2
Zumo de naranja	−2,9
Zumo de uva	−1,0
Sandía	−1,9

Tabla 9. PRAL los productos derivados de los cereales por cada 100 gramos

Productos derivados de los cereales	Nivel PRAL
Arroz blanco	1,7
Arroz integral	12,5
Avena	10,7
Copos de maíz	6,0
Espaguetis blancos	6,5
Espaguetis integrales	7,3
Fideos de huevo	6,4
Galletas saladas de centeno	3,3
Harina de centeno	5,9
Harina de trigo	8,2
Pan blanco	3,7
Pan de centeno	4,1
Pan de centeno y otros cereales	4,0
Pan de harina de trigo	1,8
Pan de harina de trigo y otros cereales	3,8

Tabla 10. PRAL de las legumbres por cada 100 gramos

Legumbre	Nivel PRAL
Guisante	1,2
Habichuela	−3,1
Lenteja	3,5

Tabla 11. PRAL de grasas y aceites por cada 100 gramos

Grasas y aceites	Nivel PRAL
Aceite de girasol	0,0
Aceite de oliva	0,0
Mantequilla	0,6
Margarina	0,5

Tabla 12. PRAL de bebidas por cada 100 gramos

Bebida	Nivel PRAL
Agua mineral	–1,8
Batido de chocolate	–0,4
Café	–1,4
Cerveza de barril	–0,2
Cerveza negra	–0,1
Cerveza rubia	0,9
Coca Cola	0,4
Té	–0,3
Vino blanco	–1,2
Vino tinto	–2,4

Tabla 13. Promedio de PRAL por grupo de alimentos

Grupo de alimentos	Promedio PRAL
Azúcar y dulces	4,3
Bebidas	
Alta alcalinidad	−1,7
Baja alcalinidad	0
Carne y productos derivados de la carne	9,5
Frutas, frutos secos y zumos	−3,1
Grasas y aceites	0
Legumbres	1,2
Pescado	7,9
Productos derivados de los cereales	
Fideos	6,7
Harina	7,0
Pan	3,5
Productos lácteos y queso	
Leche y otros lácteos que no son queso	1,0
Queso bajo en proteínas	8,0
Queso alto en proteínas	23,6
Verduras	−2,8

Cómo calcular el índice PRAL de una comida
De las tablas PRAL que se muestran en las páginas 39 a 45, resulta evidente que la dieta estadounidense estándar, con su énfasis en el consumo excesivo de proteína animal, produce una carga excesiva de ácido. Puedes utilizar las tablas para calcular el índice PRAL para cada una de tus comidas. El procedimiento es el siguiente:

1. Toma nota de la cantidad en gramos de cada alimento consumido en una comida.
2. Multiplica el índice PRAL que figura en las tablas por dicha cantidad.

Tabla 14. Cálculo PRAL para una comida compuesta por lentejas, patatas y espinacas

Alimento	Cantidad	PRAL por 100 gr	Cálculo PRAL	Índice PRAL
Lentejas	198 gramos (1 taza)	3,1	3,1 x 1,98	6,14
Patatas	250 gramos	–4,0	–.40 x 2,5	–10,0
Espinacas	100 gramos	–14,0	–14,0 x 1,0	–14,0
PRAL total				**–17,86**

Para la comida de muestra de la tabla 14, el índice resultante es 6,14 para las lentejas, –10,0 para la patata y –14,0 para las espinacas, con un índice PRAL total de –17,86. La alcalinidad de las patata y las espinaca compensa el índice ligeramente ácido de las lentejas, lo que demuestra cómo la incorporación de más verduras y frutas en cada comida puede resultar beneficiosa en la relación general ácido-alcalina de nuestra dieta. Evidentemente, basar nuestras comidas en el consumo de proteínas vegetales en lugar de animales, junto a la incorporación de grandes cantidades de verduras y frutas frescas, mantendrá de forma natural los índices PRAL de nuestras comidas en el rango alcalino sin necesidad de ninguna planificación adicional, esfuerzo o complejos cálculos.

Mejora el equilibrio de tu pH de forma natural

Los partidarios de la dieta ácido-alcalina suelen considerar que comiendo sólo alimentos altamente alcalinos y evitando los alimentos productores de ácido podemos mejorar nuestra salud. Si bien es cierto que un cuerpo sano mantiene el equilibrio por sí mismo siempre que reciba la nutrición, el ejercicio y el descanso adecuados, no es realista ni científicamente razonable pensar que simplemente consumiendo alimentos y suplementos alcalinizantes podemos corregir tanto una acidosis diagnosticada clínicamente como nuestro estado general de salud. Para restablecer el equilibrio del pH, también deben tenerse en cuenta otras fuentes de la acidez metabólica, dado que, para la mayoría de las personas, ninguna cantidad de alcalinización obtenida a través de la dieta puede revertir o compensar por sí sola un entorno tóxicamente ácido. Además, la desintoxicación y el reequilibrio del pH se producen de forma gradual. A pesar de todo, es evidente que una dieta más alcalina puede beneficiar nuestra salud, básicamente porque los alimentos alcalinos son ricos en nutrientes, contienen potentes antioxidantes y fitoquímicos, son bajos en calorías y grasas y ricos en fibra. Además, son deliciosos y baratos en comparación con los alimentos refinados y procesados. También son los alimentos menos presentes en la dieta estadounidense estándar.

Empieza la dieta

El primer paso para alcanzar un mayor equilibrio ácido-alcalino es la dieta. A continuación te ofrecemos algunas sugerencias sobre cómo restablecer el equilibrio del pH en tu dieta, mejorar la digestión, volver a compensar los niveles de pH de la sangre y ayudar a mantenerlos estabilizados, y proteger tus huesos y riñones en el proceso.

Adquiere gran cantidad de verduras frescas, especialmente de hoja verde. Los vegetales de hojas de color verde oscuro, como las acelgas, las berzas, las coles rizadas, las hojas de mostaza y las espinacas son especialmente alcalinizantes. Acentúa sus propiedades con zumo de limón o lima recién exprimido, ambos altamente alcalinizantes.

Consume frutas frescas. Las frutas con un índice glucémico bajo y de alta pigmentación o colores brillantes son las más beneficiosas.

Escoge vegetales de raíz. Las verduras de raíz, como las zanahorias, cebollas, chirivías, colinabos, batatas y nabos son excelentes fuentes de compuestos minerales alcalinizantes.

Disfruta de superalimentos verdes. Los superalimentos verdes son aquellos que son abundantes en clorofila, un desintoxicante natural y generador de inmunidad. Entre los alimentos que contienen altos niveles de clorofila encontramos las algas espirulina y chlorella, el zumo de pasto de trigo y otros cereales germinados. Estos alimentos también son ricos en antioxidantes y micronutrientes.

Bebe batidos verdes. Agregar verduras de hojas tiernas y oscuras a batidos de frutas alcalinizantes es una forma deliciosa y sencilla de aumentar el consumo de alimentos alcalinos.

Come gran cantidad de proteína vegetal. Aunque pueda resultar sorprendente, lo cierto es que prácticamente todas las plantas contienen proteínas. El tempeh, el tofu y el mijo son particularmente alcalinizantes.

Escoje cereales integrales. Cuando incluyas cereales en tu dieta, selecciona los que sean integrales, con el salvado intacto, como el arroz integral, el mijo, la quinoa y el arroz silvestre.

Evita la proteína animal. La proteína animal incluye el pollo, los productos lácteos (la mantequilla, el queso, la leche y el yogur), los huevos, el pescado, la carne de cerdo, la carne roja y cualquier cosa que esté hecha o tenga su origen en el cuerpo de un animal.

Elimina de tu dieta todos los alimentos procesados. Los alimentos procesados son todos aquellos productos que han sido refinados, especialmente aquellos que contienen harina blanca y azúcar, tienen un alto contenido de grasa o están fritos o tienen palabras impronunciables o de varias sílabas en la lista de ingredientes. En lugar de comprar alimentos procesados, cómpralos frescos, que no estén empaquetados y que sólo contengan ingredientes naturales.

Otras recomendaciones
Estar sano no depende únicamente de seguir una dieta y elegir alimentos nutritivos, sino que también debemos mejorar otros aspectos de nuestra vida. Todos sabemos que hacer ejercicio y dormir las horas necesarias, tener un trabajo gratificante y relaciones personales que nos apoyen puede beneficiar tanto nuestro bienestar emocional como físico. A continuación te ofrecemos algunas recomendaciones adicionales muy fáciles de llevar a cabo que pueden ayudarte a mejorar tu salud.

Hidrátate. La mayoría de las personas no toman suficiente agua y están deshidratadas de forma crónica, lo que tiene un efecto negativo sobre su energía, inmunidad, estado de salud y su calidad de vida general. Filtra el agua e intenta beber entre seis y dieciocho vasos de agua al día. Una forma de mejorar la alcalinidad del agua es agregarle zumo de limón recién exprimido.

Para hacer agua con limón, agrega ¼ de vaso de zumo de limón a 2 vasos de agua tibia filtrada. Otra forma agradable de hidratarse es mediante infusiones de hierbas orgánicas sin cafeína (y sin azúcar).

Realiza una transición lenta. Tómate el tiempo que necesites para adoptar una dieta más alcalina y un estilo de vida saludable. No intentes hacerlo todo al mismo tiempo. Experimenta con los alimentos alcalinizantes que más te gusten, tanto a ti como a tu familia. Diviértete creando nuevos menús de los que puedas disfrutar a largo plazo. Considera los cambios en tu estilo de vida como expansivos en lugar de restrictivos.

Respira. Los ejercicios sencillos de respiración, realizados una o dos veces al día, pueden resultar de gran ayuda para que tu cuerpo elimine el exceso de ácido. Incluso puedes mejorar tu equilibrio ácido-alcalino simplemente sentándote, centrando tu mente, visualizando y relajándote.

Suplementos. El suplemento en polvo, una combinación de hierbas enteras en polvo, frutas, verduras y brotes (especialmente en el pasto de trigo y la hierba de cebada) es un complemento altamente alcalinizante. Te recomendamos los suplementos en polvo de Aloha (aloha.com), Amazing Grass (amazinggrass.com), Garden of Life (gardenoflife.com) u otras marcas fiables. Puedes preparar agua alcalina utilizando un ionizador de agua y añadiéndole gotas de pH o zumo de limón recién exprimido al agua (consulta la sección «Hidrátate» en la página 50). Complementar tu dieta con minerales alcalinos como el calcio, el magnesio, el potasio y el sodio puede ayudar a tu cuerpo a compensar los ácidos.

Alimentos alcalinos

Dada la gran cantidad de información contradictoria que podemos encontrar en Internet sobre qué alimentos son alcalinos y cuáles son productores de ácido, lo mejor que puedes hacer es centrarte en los alimentos que sabes que son buenos para tu salud: vegetales frescos, ensaladas, verduras de hoja verde, frutas, frutos secos y semillas con bajo contenido en azúcar, especialmente en los alimentos orgánicos sin refinar con un alto contenido en agua. Intenta una proporción de 80:20; es decir, trata de basar tu dieta en aproximadamente un 80 por 100 de alimentos alcalinos y el 20 por 100 restante en alimentos ácidos. Dicho esto, debes saber que consumir un alto porcentaje de alimentos alcalinos compensará de forma natural los alimentos ácidos que consumas, y si tu dieta se basa principal o totalmente en alimentos vegetales, no es necesario que seas demasiado meticuloso respecto al porcentaje anteriormente mencionado, especialmente si consumes una gran cantidad de verduras y frutas enteras y que no hayan sido adulteradas. El objetivo es mantener tanto el índice PRAL (consulta la página 38) de cada comida como el general de todo el día en la franja negativa de los índices (alcalinos).

Los siguientes grupos de alimentos se consideran altamente alcalinizantes, de modo que puedes consumirlos de forma generosa:

- Hierbas frescas (como la albahaca, el cilantro, el ajo y el perejil)
- Pastos (como la hierba de cebada y el pasto de trigo)

- Verduras de hoja verde (como la berza, la col rizada y la espinaca)
- Vegetales marinos (como las algas verdeazules, el dulse, el kelp, el nori y la espirulina)
- Brotes (como la alfalfa, los brotes de soja, la soja y el girasol)
- Setas medicinales (como el maitake, el reishi y el shiitake)
- Alimentos silvestres (como las hojas y la raíz de diente de león, la ortiga y las hierbas silvestres)

Conclusión

Nuestro pH varía en función de la parte del cuerpo que analicemos. Un cuerpo sano regulará de forma natural el pH de sus diversos sistemas para que cada uno de ellos se mantenga en el nivel óptimo para ese entorno corporal particular. La sangre mantiene un rango de pH específico y ese rango no se ve directamente afectado por los alimentos que comemos. El pH de la orina, sin embargo, varía en función de nuestra dieta, edad, salud general y capacidad de absorción de nutrientes.

La comida puede ser ácida, alcalina o neutra. Un exceso de alimentos ácidos aumentará la carga ácida en nuestro organismo, causando pérdidas de minerales a través de la orina. Estas pérdidas podrían estar relacionadas con enfermedades crónicas o degenerativas, pero aún no existen estudios científicos que demuestren de forma concluyente esta relación. Sin embargo, los estudios sí han demostrado que los alimentos alcalinos ayudan a compensar el exceso de ácido producido por la dieta. A pesar de todo, el objetivo fundamental sería basar nuestra alimentación en una dieta principalmente alcalina, lo que nos ayudará a evitar cualquier exceso tóxico de ácido. La manera más fácil y eficaz de hacerlo es siguiendo una dieta basada principalmente o, mejor aún, únicamente en alimentos vegetales.

Recetas alcalinas

Semillas de calabaza o girasol tostadas
Para ½ taza

El alto contenido alcalino de las semillas de calabaza y girasol añade un sabor extra y crujiente cuando se añaden a las ensaladas, verduras al vapor o cereal de grano entero. También son excelentes para un refrigerio sencillo y rápido sobre la marcha.

- ½ taza de semillas de calabaza o de girasol crudas
- 2 cucharaditas de salsa de soja baja en sodio

Coloca las semillas en una sartén mediana y tuéstalas a fuego medio aproximadamente unos 5 minutos sin dejar de remover hasta que estén fragantes y ligeramente doradas. Las semillas de calabaza estallan cuando están perfectamente tostadas. Retíralas del fuego. Añade la salsa de soja y remueve rápidamente hasta que las semillas queden uniformemente cubiertas. Viértelas en un plato para que se enfríen.

Refrescante batido de pepino
Para 2 personas

Este potente batido te dará energía para todo el día. Tómalo para desayunar, comer o en cualquier momento en que necesites un tratamiento potente repleto de verduras alcalinizantes.

- 1 aguacate maduro cortado en trozos
- Zumo de 1 limón
- 1 pepino cortado grueso
- 2 tallos de apio cortados gruesos
- 2 tazas de hojas de espinaca o espinaca baby
- ½ taza de perejil fresco picado grueso
- 10 cubitos de hielo hechos con agua filtrada

Coloca todos los ingredientes en una licuadora potente en el orden indicado y bátelo todo a máxima velocidad hasta que el batido quede cremoso.

❊

Batido dulce verde
Para 2 personas

Este batido es tan abundante y delicioso que incluso puede tomarse a modo de comida o cena ligera.

- 1 plátano, congelado y cortado
- 1 pera cortada en trozos (si lo deseas, puedes pelarla)

- 2 tazas de hojas de espinaca o espinaca baby o 5 hojas de col rizada
- 2 ½ tazas de agua filtrada
- 1/3 de taza de mantequilla de almendras
- 1 cucharadita de extracto de vainilla
- ½ cucharadita de canela molida

Coloca todos los ingredientes en una licuadora potente en el orden indicado y bátelo todo a máxima velocidad hasta que el batido quede cremoso.

❋

Batido de plátano y fresa
Para 2 personas

Este sencillo batido es un recurso para cualquier momento del día. Es recomendable tener siempre a mano bananas y fresas congeladas para poder preparar este batido sano y natural cada vez que nos apetezca.

- 2 plátanos maduros congelados, cortados
- 1 taza de fresas congeladas
- 2 tallos de apio en rodajas
- 5 dátiles suaves sin hueso
- 2 tazas de agua filtrada

Coloca todos los ingredientes en una licuadora potente en el orden indicado y bátelo todo a máxima velocidad hasta que el batido quede cremoso.

Desayuno de quinoa
Para 2 personas

Si tienes restos de quinoa en la nevera, puedes preparar en la batidora este delicioso desayuno con un alto contenido en proteínas. Te saciará y te dará energía durante horas.

- 1 ½ taza de quinoa cocida (*véase* «Quinoa para todas las ocasiones», página 68)
- 1 ½ taza de leche de almendra normal o de vainilla o cualquier otra leche sin lactosa
- 3 cucharadas de semillas de girasol crudas o semillas de calabaza
- 3 cucharadas de albaricoques secos picados
- 3 cucharadas de arándanos secos
- 1 cucharada de jarabe de arce (opcional)
- ½ cucharadita de canela molida

Coloca todos los ingredientes en una cacerola mediana y deja hervir a fuego medio-alto. Baja el fuego a medio y cocina removiendo a menudo hasta que la quinoa haya absorbido la mayor parte del líquido y la fruta seca se haya hinchado, aproximadamente unos 10 minutos.

Gachas de espelta
Para 1 persona

La espelta, un antiguo pariente del trigo, no se ha hibridado nunca, por eso se digiere mejor que otros tipos de trigo. Cada vez son más las personas con intolerancia al trigo que descubren que son capaces de digerir perfectamente la espelta. Sin embargo, la espelta sigue teniendo gluten, por lo que si eres celíaco o tienes intolerancia al gluten, deberías evitarla. Con un alto contenido en fibra y una fuente excelente de hierro y manganeso, los copos de espelta son un sustituto ideal de la avena en cualquier receta que desees convertir en más alcalina.

- 1 ¼ taza de agua filtrada (es posible que se necesite más)
- ⅓ de taza de copos de espelta
- ¼ de cucharadita de extracto de vainilla
- Una pizca de canela molida (opcional)
- ¼ de taza de arándanos frescos, moras o fresas laminadas
- 1 cucharada de almendras laminadas
- ½ taza de leche de almendra normal o de vainilla o cualquier otra leche sin lactosa
- Jarabe de arce (opcional)

Pon el agua, los copos de espelta, el extracto de vainilla y la canela (opcional) en un cazo pequeño y lleva a ebullición. Baja el fuego, cubre el cazo y cocina de 15 a 20 minutos removiendo a menudo hasta que la mezcla quede espesa y cremosa. Si se vuelve demasiado seca o espesa, agrega el agua que sea necesaria. Vierte en un cuenco hondo y cubre con arándanos, almendras y leche de almendras. Si lo deseas, endulza a tu gusto con jarabe de arce.

Consejo: Para obtener un puré más cremoso, deja reposar los copos de espelta en el agua durante 10 minutos antes de cocinarlos. Los copos de espelta fina se cocinarán más rápido que los gruesos, por tanto, ajusta el tiempo de cocción y la cantidad de agua en función del grosor de los copos.

❁

Barritas energéticas de quinoa y coco
Para 6 barritas

Estas barritas energéticas ligeramente dulces y de alto contenido proteínico sacian, alcalinizan y son perfectas tanto para el desayuno como para un refrigerio en cualquier momento del día. Además, no contienen gluten y no requieren ningún tipo de horneado. ¿Qué podría haber mejor?

- ⅔ de taza de mantequilla de semillas de girasol o de almendra
- 3 cucharadas de jarabe de arce
- 1 cucharadita de extracto de vainilla
- ½ cucharadita de canela molida
- 1 taza de copos de quinoa
- ⅓ de taza de coco seco rallado sin azúcar
- 2 cucharadas de grosellas, pasas, cerezas secas o arándanos secos

Cubre un molde para pan de 10 x 5 centímetros con papel para hornear.

Coloca la mantequilla de semillas de girasol, el jarabe de arce, el extracto de vainilla y la canela en un cuenco mediano. Mezcla hasta que la masa quede suave y uniforme. Agrega los copos de quinoa, el coco y las grosellas y vuelve a removerlo todo hasta que quede bien combinado, usando las manos si es necesario. La mezcla debe quedar espesa, seca y mantenerse unida.

Presiona la mezcla con firmeza y de manera uniforme en el molde de pan forrado con el papel de hornear. Deja reposar en la nevera durante al menos 2 horas antes de servir. Para cortar, desmolda la mezcla ayudándote del papel de hornear y corta transversalmente en barras. Envuelve bien la mezcla sobrante y guárdala en la nevera.

❊

Ensalada de mango, pepino y quinoa
Para 4 personas

Una combinación dulce y sabrosa, esta ensalada refrescante, ligera y crujiente satisface casi todos los paladares.

- 4 tazas de quinoa cocida (*véase* «Quinoa para todas las ocasiones», página 68), a temperatura ambiente
- 1 mango maduro cortado en cubitos
- 1 pepino pequeño cortado en cubitos
- ¼ de taza de almendras troceadas

- 2 cucharadas de semillas de calabaza crudas o tostadas (*véase* página 57)
- 2 cucharadas de cilantro fresco o perejil picado
- 2 cucharadas de aceite de oliva extra virgen
- Zumo de 1 lima
- Sal marina
- Pimienta negra recién molida

Coloca la quinoa, el mango, el pepino, las almendras, las semillas de calabaza, el cilantro, el aceite y el zumo de lima en un cuenco grande y mezcla todos los ingredientes con cuidado. Sazona con sal y pimienta al gusto y vuelve a remover suavemente. Servir inmediatamente.

❈

Potaje de alubias blancas
Para 4 personas

Este potaje abundante se prepara rápidamente si dispones de alubias ya cocidas o en bote. Es un primer plato excelente para cuatro personas o un plato único para dos.

- 4 tazas de agua filtrada
- 3 tazas de alubias blancas cocidas o en bote, escurridas
- ½ repollo cortado
- 1 cebolla pequeña cortada
- 1 patata pequeña cortada (si lo deseas, puedes pelarla)
- 1 zanahoria cortada (si lo deseas, puedes pelarla)
- 3 dientes de ajo picados

- 1 cucharadita de hinojo molido
- 1 cucharadita de romero seco
- 1 cucharadita de tomillo seco
- 1 hoja de laurel
- ½ taza de perejil fresco picado
- Sal marina
- Pimienta negra recién molida

Pon el agua, las alubias, el repollo, la cebolla, la patata, la zanahoria, el ajo, el hinojo, el romero, el tomillo y la hoja de laurel en una olla grande y lleva a ebullición a fuego alto. Baja el fuego a medio-bajo, cubre parcialmente la olla y cocina removiendo de vez en cuando hasta que los vegetales estén tiernos, aproximadamente 40 minutos. Retira la hoja de laurel. Introduce la mitad de la sopa en una licuadora y bate hasta que quede suave. Vierte la mezcla nuevamente en la olla. Recalienta si es necesario. Agrega el perejil y sazona con sal y pimienta al gusto.

✱

Burritos de col rizada y boniato
Para 4 personas

La col rizada y el boniato son una combinación perfecta, y resultan tan deliciosos para el paladar como agradables para la vista. Cuando la col rizada, el boniato y las lentejas se combinan con la quinoa, la cual tiene un alto contenido alcalino, el resultado es un plato altamente satisfactorio.

- 1 boniato, pelado y cortado en cubitos
- 4 tazas de col rizada con tallo, picada
- 1 taza de quinoa cocida (*véase* «Quinoa para todas las ocasiones», página 68)
- ½ taza de lentejas cocidas o en bote, escurridas
- 1 cucharada de vinagre balsámico
- ½ cucharadita de comino molido
- ½ cucharadita de orégano seco
- 2 tortillas de arroz integral
- 1 aguacate pequeño y maduro, en puré
- Zumo de lima o limón recién exprimido

Cuece al vapor el boniato durante 5 minutos. Incorpora la col rizada y cuécelo todo al vapor durante 5 minutos más o hasta que el boniato esté blando.

Coloca la quinoa, las lentejas, el vinagre, el comino y el orégano en un cuenco mediano. Agrega el boniato y la col rizada y remueve suavemente para mezclar todos los ingredientes.

Calienta las tortillas por los dos lados en una sartén grande (preferiblemente antiadherente) hasta que estén suaves y flexibles pero no crujientes, aproximadamente de 2 a 3 minutos. Déjalas reposar sobre una superficie plana. Unta cada tortilla con la mitad de un aguacate. Aliña con zumo de lima a tu gusto y cubre con la mezcla de quinoa. Dobla los lados de las tortillas y ve girando para formar un burrito compacto, volviendo a introducir en su interior el relleno que se escape. Con el lado doblado hacia abajo, corta los burritos por la mitad y diagonalmente.

Salteado de tofu al curry y verduras
Para 4 personas

Este salteado alcalinizante es una excelente opción para la cena. Además, siempre podrás aprovechar lo que haya sobrado para el día siguiente. Si deseas convertirlo en un plato aún más abundante, sírvelo sobre un lecho de quinoa cocida, arroz integral, arroz salvaje o pasta de arroz integral. Utiliza las verduras que más te gusten.

- 500 gramos de tofu extra firme, cortado en tiras de 5 centímetros de largo por 2 de ancho
- 1 cucharada de salsa de soja baja en sodio
- 1 cucharada de aceite de coco
- ¼ de taza de semillas de calabaza crudas o tostadas (*véase* página 57)
- 1 cucharada de jengibre fresco pelado y picado
- ½ chile jalapeño, sin semillas y picado
- 2 dientes de ajo picados
- 1 zanahoria grande, pelada y cortada diagonalmente y en láminas finas
- 1 bok choy, lavado y cortado diagonalmente
- 2 calabacines pequeños, cortados por la mitad y después en juliana diagonalmente
- 1 cucharada de curry en polvo
- 1 taza de leche de coco entera o ligera

- ¼ de taza de cilantro o perejil fresco picado
- Sal marina

Pon el tofu en un cuenco mediano, vierte la salsa de soja y remueve suavemente para cubrir todo el tofu. Calienta el aceite en una sartén grande a fuego medio-alto. Agrega las semillas de calabaza, el jengibre, el chile y el ajo y remueve para mezclar los ingredientes. Incorpora la zanahoria y rehógala removiendo a menudo hasta que se ablande ligeramente durante unos 5 minutos. Añade el bok choy y el calabacín y sofríelos removiendo con frecuencia hasta que todas las verduras estén blandas. Agrega el curry en polvo y remueve para mezclar todos los ingredientes. Incorpora el tofu, la leche de coco y el cilantro. Sazona con sal al gusto. Disminuye el fuego a bajo, cubre la sartén y cocina removiendo de vez en cuando hasta que se caliente y los sabores se hayan mezclado, aproximadamente 5 minutos.

❋

Quinoa para todas las ocasiones
Para 4 tazas

La quinoa es un alimento alcalino, sin gluten y rico en nutrientes. Es un sustituto ideal del arroz, el bulgur, el cuscús, el mijo o la pasta. La quinoa, que técnicamente no es un grano sino un vegetal, era un alimento básico de los incas del Perú. Con un sabor suave y textura agradable, es un maravilloso ingrediente tanto en ensaladas y sopas, como para guarniciones o como plato principal abundante cuando se combina con verduras y alubias. Dado que contiene los nueve aminoácidos esenciales, la quinoa es una proteína completa y un «superalimento» de gran versatilidad.

- 1 taza de quinoa (*véase* «consejo»)
- 2 tazas de agua filtrada

Pon la quinoa en una olla mediana. Agrega el agua y lleva a ebullición a fuego medio-alto. Disminuye el fuego a bajo, cubre y deja cocinar sin revolver hasta que el agua se haya absorbido, de 25 a 30 minutos. La quinoa está cocida cuando el grano tiene un aspecto suave y translúcido y el germen es visible en la parte exterior del grano.

Consejo: Si la quinoa que compras no está prelavada (en la etiqueta del paquete debe indicarse), antes de usarla, colócala en un colador de malla fina y enjuágala bien con agua mientras la revuelves con los dedos. El objetivo del lavado es el de eliminar el recubrimiento natural de sabor amargo.

❋

Salsa de coco y hierbas
Para 2/3 taza

Deliciosa y cremosa salsa para la que se requieren menos de cinco minutos de preparación, pero cuyo sabor es sorprendentemente complejo. Cubre con ella tus vegetales favoritos al vapor, cereal entero cocido o boniatos al horno o úsala como aderezo para ensaladas.

- ½ taza de leche de coco con toda su grasa
- 2 cucharadas de eneldo fresco picado, albahaca o cilantro
- 1 cucharada de zumo de limón o lima recién exprimido
- Una pizca de cúrcuma molida
- Una pizca de sal marina
- Una pizca de pimienta negra recién molida

Coloca todos los ingredientes en un tazón pequeño y mézclalos hasta que estén bien combinados. Tapa y guarda en el frigorífico durante al menos 1 hora antes de servir para permitir que los sabores se mezclen.

❋

Setas con espinacas
Para 4 personas

Combinación sencilla de dos vegetales que sirve como delicioso acompañamiento para cualquier tipo de plato.

- 2 cucharadas de aceite de oliva virgen extra
- 500 gramos de setas variadas, sin tallo y cortadas en láminas
- 4 dientes de ajo picados
- 1 cucharadita de mezcla de hierbas sin sal o condimento italiano

- 2 tazas colmadas de espinacas tiernas
- Sal marina
- Pimienta negra recién molida

Vierte el aceite en una sartén grande y caliéntalo a fuego medio-alto. Agrega las setas y revuelve para mezclarlas con el aceite. Cubre la sartén, baja el fuego a medio-bajo y déjalas cocinar, revolviendo de vez en cuando, durante 5 minutos. Añade la mezcla de ajo y hierbas, cubre y cocina, revoviendo ocasionalmente, hasta que las setas estén tiernas y la mayor parte del líquido se haya evaporado, aproximadamente unos 5 minutos. Agrega las espinacas y saltéalas hasta que se ablanden, de 1 a 2 minutos. Sazona con sal y pimienta al gusto.

❄

Alubias blancas con col rizada
Para 4 personas

Este plato tradicional italiano es reconfortante y sustancioso. Se trata de una receta muy rica en proteína vegetal saludable y con las propiedades alcalinizantes de la col rizada. Si lo prefieres, ésta puede sustituirse por acelgas o espinacas. Para convertir esta receta de acompañamiento en un plato principal, sírvelo sobre un lecho de polenta, pasta, patatas o cualquier otro cereal de tu gusto.

- 1 cucharada de aceite de oliva virgen extra
- 1 cebolla pequeña, cortada en daditos

- 2 dientes de ajo picados
- 5 tazas colmadas de col rizada con tallo y troceada
- ½ taza de agua filtrada, más si fuera necesario
- 3 tazas de alubias blancas cocidas; si utiliza alubias en bote, escúrralas
- Sal marina
- Pimienta negra recién molida

Calienta el aceite en una sartén grande (preferiblemente antiadherente) a fuego medio. Agrega la cebolla y el ajo y rehógalos aproximadamente 5 minutos o hasta que la cebolla se ablande. Agrega la col rizada y el agua, cubre la sartén y déjalo cocinar hasta que la col esté tierna y a tu gusto, aproximadamente de 5 a 10 minutos. Remueve de vez en cuando. Si la col se empieza a pegar, agrega un poco más de agua. Añade las alubias y remuévelas hasta que estén distribuidas uniformemente.

Cubre y cocina, revolviendo de vez en cuando, hasta que las alubias se calienten, aproximadamente entre 3 a 5 minutos. Sazona con sal y pimienta al gusto.

❊

Ensalada de frutas arcoíris
Para 4 personas

Las ensaladas de frutas son ligeras, refrescantes y alcalinizantes. Son una deliciosa comida ideal para cualquier hora del día o como postre dulce. Para preservar los hermosos colores y todos los nutrientes, debe prepararse justo antes de servirse.

- ½ melón cortado en trocitos que puedan comerse de un solo bocado
- 2 melocotones o nectarinas cortados en trocitos (si lo deseas puedes pelarlos)
- 2 plátanos en rodajas
- 1 taza de uvas verdes sin semillas, cortadas por la mitad y longitudinalmente
- 1 taza de uvas rojas o moradas sin semillas, cortadas por la mitad y longitudinalmente
- ½ taza de almendras picadas
- 1 cucharada de zumo de limón o lima recién exprimido

Coloca todos los ingredientes en un cuenco grande y mézclalos cuidadosamente.

❊

Ensalada de frutas Berry Good
Para 4 personas

Las frutas del bosque alcalinizantes están repletas de fitoquímicos que ayudan a proteger nuestra salud y, además, son uno de los superalimentos más deliciosos de la naturaleza.

- 2 nectarinas cortadas en trocitos (si lo deseas, puedes pelarlas)

- 2 tazas de arándanos
- 2 tazas de fresas, sin el tallo, cortadas por la mitad o en rodajas
- 2 plátanos en rodajas
- 1 cucharada de zumo de limón o lima recién exprimido

Coloca todos los ingredientes en un cuenco grande y mézclalos cuidadosamente.

❋

Acerca de la autora

Jo Stepaniak es autora y coautora de más de veinte libros sobre alimentación, salud y otros temas relacionados con el bienestar. En su propia vida ha tenido que enfrentarse a diversas intolerancias alimentarias, por lo que comprende de primera mano la correlación que existe entre la dieta y el bienestar.

Índice

Introducción 7
  ¿Qué es el pH? 8
  Acidosis y alcalosis 10
  Los efectos del pH en el medio ambiente
    y la comida 19
  Los efectos del pH en nuestra salud 21
  La teoría detrás de la dieta ácido-alcalina 26
  Determinar el efecto ácido y alcalino
    de los alimentos 36
  Mejora el equilibrio de tu pH de forma natural 47
  Alimentos alcalinos 52
Conclusión 55
Recetas alcalinas 57
Acerca de la autora 75